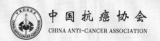

中国抗癌协会
CHINA ANTI-CANCER ASSOCIATION

软组织肉瘤

中国肿瘤整合诊治指南（CACA）

CACA GUIDELINES FOR HOLISTIC INTEGRATIVE MANAGEMENT OF CANCER

2022

丛书主编 ◎ 樊代明

主　　编 ◎ 蔡建强　牛晓辉　沈靖南

U0244975

天津出版传媒集团

天津科学技术出版社

图书在版编目(CIP)数据

中国肿瘤整合诊治指南. 软组织肉瘤. 2022 / 樊代
明丛书主编 ; 蔡建强, 牛晓辉, 沈靖南主编. —— 天津 :
天津科学技术出版社, 2022.6
ISBN 978-7-5742-0122-4

Ⅰ.①中… Ⅱ.①樊… ②蔡… ③牛… ④沈… Ⅲ.
①软组织肿瘤—肉瘤—诊疗—指南 Ⅳ.①R73-62

中国版本图书馆CIP数据核字(2022)第104717号

中国肿瘤整合诊治指南. 软组织肉瘤. 2022
ZHONGGUO ZHONGLIU ZHENGHE ZHENZHI ZHINAN.
RUANZUZHI ROULIU.2022

策划编辑：方　艳

责任编辑：张建锋

责任印制：兰　毅

出　　版：天津出版传媒集团
　　　　　天津科学技术出版社

地　　址：天津市西康路35号

邮　　编：300051

电　　话：(022)23332390

网　　址：www.tjkjcbs.com.cn

发　　行：新华书店经销

印　　刷：天津中图印刷科技有限公司

开本 787×1092　1/32　印张 1.625　字数 30 000
2022年6月第1版第1次印刷
定价：18.00元

丛书主编

樊代明

主　编

蔡建强　牛晓辉　沈靖南

副主编

陈　静　金　晶　邵增务　屠重棋　张晓晶

张　星

编　委（姓氏笔画排序）

尹军强　王　植　华莹奇　毕新宇　汤小东

闫　东　应建明　李建民　杨吉龙　肖建如

周宇红　周健国　林建华　徐海荣　郭　卫

郭　征　董　扬　樊征夫　依荷芭丽·迟

目录

第一章

流行病学

软组织肉瘤（soft tissue sarcoma，STS）是指来源于非上皮性骨外组织的一组恶性肿瘤，但不包括网状内皮系统、神经胶质细胞和各个实质器官的支持组织。STS主要来源于中胚层，部分来源于神经外胚层，主要包括肌肉、脂肪、纤维组织、血管及外周神经。

STS占人类所有恶性肿瘤的0.72%~1.05%，我国年发病率约为2.91/10万，男女发病比例接近1∶1。STS的发病率与年龄相关，随年龄增长，发病率明显增高。根据年龄校准后的发病率，80岁时发病率约为30岁时的8倍。STS最常见的部位是肢体，约占53%，其次是腹膜后（19%）、躯干（12%）、头颈部（11%）。STS依据组织来源共分12大类，根据不同形态和生物学行为，有50余种亚型。最常见亚型包括未分化多形性肉瘤（undifferentiated pleomorphic sarcoma，UPS）、脂肪肉瘤（liposarcoma，LPS）、平滑肌肉瘤（leiomyosarcoma，LMS）、滑膜肉瘤（synovial sarcoma，SS）。儿童和青少年最常见的STS为横纹肌肉瘤（rhabdomyosarcoma，RMS）。

STS 总的 5 年生存率为 60%~80%。影响 STS 生存预后的主要因素有年龄、肿瘤部位、大小、组织学分级、是否存在转移及转移部位等。影响 STS 局部复发的因素主要有不充分的外科边界、多次复发、肿瘤体积大、组织学分级高等。AJCC 分期 ⅠA 期、ⅠB 期、Ⅱ期、ⅢA 期、ⅢB 期和Ⅳ期的 5 年总生存率分别为 85.3%、83.0%、79.0%、62.4%、50.1%、13.9%。

― 第二章

诊断与分期

第一节 诊断

疑似STS患者的标准诊断步骤应包括病史采集、体检、原发肿瘤部位的影像学检查，以及病变区域和全身影像学检查，然后进行活检（首选穿刺活检）获得组织学诊断，完成STS的诊断和分期。由于STS病理组织学和影像学的特点，其诊断应遵循临床-影像-病理三结合原则。

接诊STS患者，需对肿瘤发现时间、病变部位、疼痛、压痛、肿瘤大小、移动性、皮肤颜色、有无血管怒张等进行仔细询问和详细检查，这是确立诊断的基础。影像学主要是对STS进行定位、定性、肿瘤范围、分期、治疗方案制定、预后和疗效评估以及鉴别诊断等。

超声对软组织具有良好的空间分辨率和对比度分辨率，能区分实性和囊性病变，动态观察肿物内部回声和血供情况，甚至可帮助确定某些STS的起源，如神经源性肿瘤，并且评价与周围大血管、神经等重要结构的关系，如腘窝、肘窝的曲窝肿瘤，也是软组织引导下穿刺活检主要手段。超声在淋巴结转移检查时起重要作用，对血管肉瘤、横纹肌肉瘤、滑膜肉瘤、上皮样肉瘤、腺泡状肉瘤，及透明细胞肉瘤等应行超声进行区域淋巴结检查。

X线片可对肿瘤进行初步评估，显示钙化、脂肪和邻近骨质受累。CT常用于评估位于头颈部、纵隔和腹膜后的STS，对肿瘤内钙化、骨化、结石、坏死、囊变、出血和脂肪成分显示清晰，并可评估肿瘤邻近结构的侵犯情况。

MRI是评价STS的金标准，能准确显示肿瘤与邻近肌肉、皮下脂肪、关节，以及与主要神经血管束的关系，指导制定术前计划。软组织通常T1WI为中等信号，T2WI为高信号，增强MRI可了解肿瘤的血运情况。此外，MRI可很好地显示肿瘤在软组织内和骨髓腔内的侵及范围、发现跳跃病灶。MRI对脂肪、出血、囊变、粘液、纤维、血管、神经等成分有较明确的提示作用。根据软组织肿瘤的位置、信号特点、肿瘤大小等特点结合临床特征可初步判断STS的来源。

随着MRI软、硬件的不断发展，DWI、IVIM、DCE、APT等MRI定量检查方法对STS的鉴别诊断、分期、预后、疗效评价等方面发挥越来越重要的作用。CTA、MRA、MR神经成像等检查方法可对STS的血供情况和是否侵犯肿瘤周围血管神经进行精确诊断。有条件的地区和单位建议用PET/CT对肿瘤进行分期检查，同时可为新辅助化疗或放疗的疗效评估提供基线数据。PET/CT不仅可显示原发肿瘤部位的代谢状况，更重要的是可评价患者的局部和全身情况。肺是STS最常见的转移部位，肺转移也是影响预后的重要因素，因此胸部CT是必需的影像学检查。黏液性脂肪肉瘤需行腹部CT检查。黏液性/圆细胞脂肪肉瘤和尤文肉瘤可行全脊髓MRI检查。对腺泡状STS及血管肉瘤可行中枢神经系统检查。

组织病理学是STS诊断和分级的金标准，对指导临床放化疗、靶向治疗、免疫治疗和预后判断具有重要作用。STS病理检查方法包括石蜡包埋HE染色、特殊染色、免疫组化、分子检测、基因测序等，分子病理学诊断是STS病理学的新领域，是疾病精准化、个体化治疗的基础，目前研究较多。

病理学诊断可通过活检或手术方式获得肿瘤组织后进行。临床医师应详尽填写病理申请单信息，并获取尽可能多的肿瘤组织送检。送检肿瘤组织过少会影响STS病理诊断的准确性。手术切除标本切缘应定位。标本通过规范化的前处理及取材，制成HE切片后行组织学评估，参照最新版STSWHO分类（2020，第五版）进行组织学分类，以及推荐采用FNCLCC分级法进行分级。根据需要合理加做辅助检查，包括免疫组化和分子检测。免疫组化和分子检测的选择应结合临床病理特征具有针对性。病理诊断报告应规范化。对分子检测报告应正确解读。术前治疗后的标本应行治疗反应评估。

第二节　分期

1　AJCC分期系统

对于新诊断的STS进行准确而完整的分期，是制定和实施精准治疗的重要基础，不同分期的STS也具不同预后。美国AJCC分期系统是世界上使用最广泛的癌症分期系统之一，目前STS的分期采用的是2017年更新的第8版分期系统。该分期特别强调原发肿瘤大小、淋巴结转移、组织学分级对于分期及预后的影响，进一步反映出肿瘤生物学行为对临床诊治的指导意义。同时，不同原发部位局部复发和远处转移的风险存在差异，其分期标准也不尽相同，其中四肢/躯干、腹膜后肿瘤的分期标准相似，但头颈部肉瘤、胸部和腹部内脏器官有各自独立的分期标准，特别是T分期的标准不同，需要区别对待，也反映了不同部位STS从分期开始就需要多学科整合诊治（MDT to HIM）

团队参与。

在第8版AJCC分期系统中，四肢/躯干原发、腹膜后的STS，根据肿瘤大小，分别划分为T1（≤5cm）、T2（>5cm且≤10cm）、T3（>10cm且≤15cm）及T4（>15cm）。将是否伴有淋巴结（N）和远处转移（M）分别区分为N0/N1及M0/M1。

在G分级上，采用法国癌症中心联合会（French Federation of Cancer Centers Sarcoma Group，FNCLCC）肿瘤分级评分，不仅考虑到肿瘤分化程度，还纳入了肿瘤核分裂计数和坏死率，通过对这三个参数的量化计算，总分2-3分为G1，4-5分为G2，6-8分为G3。肿瘤复发后需要再次分期，应采用相同的分期系统，并使用前缀r（rTNM）加以标注。

2　外科分期

对肢体原发的STS，Enneking提出的SSS外科分期系统是目前临床上使用比较广泛的分期系统，此分期系统与外科治疗密切相关，因此被美国骨骼肌肉系统肿瘤协会（Musculoskeletal Tumor Society，MSTS）及国际保肢协会（International Society Of Limb Salvage，ISOLS）采纳，又称MSTS外科分期。此系统根据肿瘤的组织学级别、局部累及范围和有无远隔转移对骨及软组织肿瘤进行分期。肿瘤完全位于一块肌肉内的称为间室内（A）肿瘤，而穿透肌肉到另一块肌肉或侵犯临近骨骼、血管或神经，称为间室外（B）肿瘤；通过影像学分期，无转移证据的患者被归于M0，有转移者为M1。其病理分级定义为低恶（G1）和高恶（G2）。

3 AJCC和MSTS分期系统的评价

AJCC分期系统对预后的判断更加科学有效，反映出肿瘤生物学行为对放化疗等整合治疗决策的影响，而手术方案的制定更多遵从SSS分期系统。需要在临床实践中将两者进行有机整合，以制定更为科学合理的整合治疗策略。

第三章

治疗

第一节 外科治疗

STS治疗通常采用以手术为主的整合治疗模式，治疗强调多学科整合诊治（MDT to HIM）协作。手术策略依据肿瘤的外科分期和部位决定，不影响功能的安全外科边界是肿瘤外科医生争取的目标。多种因素影响手术治疗成功率，包括肿瘤分期、解剖部位、解剖深度、肿瘤大小、浸润周围组织的情况、是否需要一期关闭伤口或需整形外科组织重建等。患者的一般情况，手术范围、方式及手术技巧亦是重要影响因素。因此，在明确肿瘤组织学诊断基础上制定完善的术前计划至关重要。

目前常用外科手术边界评价标准包括美国骨骼肌肉系统肿瘤协会（musculoskeletal tumor society，MSTS）的MSTS外科边界和UICC的R切除手术分类两种。MSTS提出4种切除边界为囊内切除、边缘切除、广泛切除和根治切除。STS推荐进行广泛或根治切除外科边界。R切除手术分类包括3种手术切除边界，包括R0切除，是指显微镜下无肿瘤残留；R1切除，是指显微镜下肿瘤残留；R2切除，是指肉眼肿瘤残留。R切除手术分类对判断局限性STS切缘和指导手术后放疗更为科学，肿瘤外科医生在处理软组织肿瘤时可以充分运用切缘概念制定合理有效的整合手术方案。

第二节 药物治疗

1 化疗

STS围术期的药物治疗主要是指手术前后的化疗、靶向治疗和免疫治疗。目前靶向治疗和免疫治疗尚无循证医学证据，对多数病理亚型而言，化疗仍是主要选择。

化疗敏感性是STS是否选择化疗的重要依据。常见STS的化疗敏感性大致分为：①高度敏感：尤文肉瘤、胚胎性/腺泡状横纹肌肉瘤；②中高度敏感：滑膜肉瘤、黏液性/圆细胞脂肪肉瘤、子宫平滑肌肉瘤；③中度敏感：多形性横纹肌肉瘤，多形性脂肪肉瘤，黏液纤维肉瘤，上皮样肉瘤，平滑肌肉瘤等；④不敏感：去分化脂肪肉瘤、透明细胞肉瘤；⑤极不敏感：腺泡状STS。

横纹肌肉瘤可分为胚胎型横纹肌肉瘤、腺泡型横纹肌肉瘤、多形性横纹肌肉瘤及梭形细胞/硬化性横纹肌肉瘤四类，其中多形性横纹肌肉瘤的化疗方案参考非特指型STS。胚胎型/腺泡状横纹肌肉瘤主要以儿童多见，能完整切除者推荐直接手术，手术困难者可在明确诊断后予术前化疗，术后无论分期如何均需行辅助化疗。化疗方案需根据病理类型、是否存在FOXO1融合基因、年龄、TNM分期和IRS分组、是否中枢受累等因素进行危险度分级来选择，主要药物包括长春新碱、更生霉素、环磷酰胺、伊立替康等。梭形细胞/硬化性横纹肌肉瘤是非多形性横纹肌肉瘤中的罕见类型，化疗敏感性及预后比胚胎型/腺泡状横纹肌肉瘤要差，目前并无标准化疗方案推荐，有研究表明可将VAC作为初始化疗方案。成人横纹肌肉瘤按照儿童横纹肌肉瘤方案化疗，能取得与儿童相似的疗效。

未分化小圆细胞肉瘤包括尤文肉瘤、伴有EWSR1-non-ETS融合的圆细胞肉瘤、CIC重排肉瘤、伴有BCOR遗传学改变的肉瘤。其中尤文肉瘤对化疗高度敏感，其他三种罕见类型的临床研究较少，化疗方案可参考尤文肉瘤。尤文肉瘤术前至少需行9周多药整合化疗，术后均推荐辅助化疗，化疗药物包括长春新碱（V）、多柔比星（D）、环磷酰胺（C）、放线菌素D、异环磷酰胺（I）和依托泊甙（E）等，其中

VDC/IE交替方案应用最为广泛，总化疗疗程建议49周。

非特指型STS指除外化疗高度敏感、极不敏感或需特殊处理的肉瘤，不常规推荐术前化疗。如手术困难选择术前化疗，依据ISG-STS1001前瞻性研究证据推荐蒽环类药与异环磷酰胺的整合化疗。术后化疗并非必须，对于化疗敏感的Ⅲ期和Ⅱ期伴高危因素患者（肿瘤位置深，肿瘤累及周围血管，包膜不完整或突破间室，局部复发二次切除术等）可考虑术后化疗，以改善无复发生存时间和总生存时间。化疗方案可选择以蒽环类为基础的单药或整合化疗，多柔比星与异环磷酰胺的整合在改善总生存方面更具优势。

2 靶向免疫治疗

靶向药物治疗主要分为两类，以靶向血管生成的治疗和针对特异靶向信号转导通路分子治疗。目前治疗STS的抗血管生成药物包括培唑帕尼、安罗替尼、瑞戈非尼和伊马替尼等。安罗替尼成为晚期或不可手术STS的二线治疗选择，培唑帕尼和瑞戈非尼可作为除脂肪肉瘤外STS接受含阿霉素药物治疗后进展的治疗选择。一些其他血管生成抑制剂在一些特定亚型的STS中也显示出一定的抗瘤活性，例如索拉非尼用于治疗血管肉瘤，伊马替尼最早是被批准用于胃肠道间质瘤的首选治疗药物，对硬纤维瘤、脊索瘤和隆突型皮肤纤维肉瘤也有较好疗效。靶向特定信号转导通路治疗用于晚期或不可手术的特定肉瘤亚型，如mTOR抑制剂对恶性血管上皮样细胞瘤疗效较好；CDK4/6抑制剂治疗高分化脂肪肉瘤和去分化脂肪肉瘤；ALK抑制剂克唑替尼用于炎性肌纤维母细胞瘤患者；靶向表观遗传EZH2抑制剂对上皮样肉瘤有效。

在免疫治疗方面，目前临床研究显示PD-1抗体对多形性未分化肉瘤、去分化脂肪肉瘤、腺泡状STS病理亚型效果较好。PD-1抗体整合其他治疗如化疗、抗血管生成靶向药物等的临床试验正在进行，细胞免疫治疗如TCR-T和CAR-T免疫治疗也正在临床试验中。

近年来分子靶向药物和免疫治疗在STS治疗取得了一定进展，可作为部分晚期或不可手术肉瘤患者的治疗方案选择，在个体化治疗及安全性方面展现出突出优势，为肉瘤患者提供了新治疗手段，改善了部分患者的疗效和预后。

第三节　放疗

局限原发的肢体STS的治疗以计划性根治性的肿瘤切除术为主，局部复发风险高的患者，放疗可显著降低局部复发率。局部复发风险评估的因素包括：肿瘤因素如FNCLCC分级、大小、位置、组织病理学亚型；手术因素如切缘、复发后果（影响功能、挽救手术的潜在并发症）。通常Ⅱ期、Ⅲ期、选择性的Ⅳ期（TanyN1M0），即G2-3的患者，需行放疗（术前或术后，更推荐术前）。低风险患者（IB期）若术后切缘阳性，或出现预期外的不良病理学特征如近切缘、侵透筋膜、分级变高、浸润性或非连续性播散等，考虑扩大切除及术后放疗。若患者已经接受了非计划性切除，则评估患者是否有行计划性根治性切除的机会。如有，且需要放疗，则推荐术前放疗及根治性切除；如没有，则推荐直接行放疗。不可切除的患者可行根治性放疗，Ⅳ期患者可行姑息减症放疗。

术前放疗与术后放疗的局部控制率相同，但可显著提高R0切除率。术前放疗增加急性期伤口并发症的风险，而术后放疗的远期毒性为永久性的，限制功能的。因此推荐术前放疗，尤其是在需要保留重要器官时。

腹膜后STS，局部复发风险高者选择性行放疗，需从切缘、病理类型、年龄、PS评分、手术考虑、局部复发的影响等多方面整合评估。

推荐个体化定位，注意保护健侧肢体、睾丸等重要器官。靶区勾画请参考ASTRO指南。

第四节 其他治疗

1 微创介入治疗

1.1 血管介入治疗

①动脉灌注化疗/栓塞：经皮穿刺血管将导管输送至肿瘤滋养血管，用携药微球或注入抗瘤药物后用栓塞剂堵塞血管。适于腹膜后、盆腔及四肢STS。②隔离肢体热灌注/输注：利用肢体局部高浓度药物及热来杀灭肿瘤，达到缩瘤保肢等目的。主要药物有顺铂、马法兰及肿瘤坏死因子等。

1.2 非血管性介入治疗

经皮穿刺至病灶，利用化学或物理方法破坏肿瘤。适于STS原发或转移病灶局部治疗。①化学消融：注射无水乙醇或乙酸。②热消融：通过射频消融、微波消融、激光诱导间质热疗、高强度聚焦超声等加热≥50℃，使不耐热肿瘤细胞死亡。③冷冻消融：借助冷冻治疗仪、液氮、氩氦刀等制冷到超低温，使肿瘤细胞坏死。④不可逆电穿孔（纳米刀）：利用高压电场破坏细胞磷脂双分子层完整性，进而失去内稳态而死亡。

2 内分泌治疗

依据激素受体（ER、PR或AR）检测结果给予治疗，如女性韧带样纤维瘤抗雌激素治疗部分有效。ER和 AR 在分化良好或去分化脂肪肉瘤（LS）良好分化区中普遍表达，并随复发时间而改变，内分泌治疗有效。

3　放射性粒子植入

在精确三维植入计划下，把 I^{-125} 投送到无法切除肉瘤部位，在局部形成持续精准放疗，适用于 STS 姑息治疗。

4　中医药治疗

采取扶正与祛邪相结合辨证施治原则，通过提高患者免疫力、改善全身状况、扶正培本，达到减轻放化疗毒副作用、延缓肿瘤生长、改善生活质量的目的。

第五节　复发及转移的诊治

1　复发转移 STS 的化疗

STS 复发和转移时如不能手术治疗，可以行姑息性化疗，目的是使肿瘤缩小、稳定，以减轻症状，延长生存期，提高生活质量。考虑到 STS 病理亚型的多样性和化疗较重的毒副反应，化疗方案的制定需因人而异。

对转移的非多形性横纹肌肉瘤，一线化疗方案应按高危组选择VAC/VI/VDC /IE交替，有中枢受侵者可采用VAI/VACa/VDE/VDI交替，有部分化疗效果好但仍存在病灶残留者也可积极选择手术或放疗等局部治疗。二线化疗可选方案包括：环磷酰胺+托泊替康，长春瑞滨，环磷酰胺+长春瑞滨，吉西他滨+多西紫杉醇，多柔比星+异环磷酰胺，卡铂+依托泊苷。多形性横纹肌肉瘤化疗方案参照非特指型STS。

转移或不可切除的尤文肉瘤采用高强度整合化疗方案在客观缓解率方面更具优势，但不能改善总生存，仅适于疗效较好且潜在可切除的患者。一线化疗方案可采用VCD、 VCD/IE交替、VAIA等多种化疗方案，二线化疗方案可采用：异环磷酰胺+卡铂+依托泊苷、环磷酰胺+托泊替康、伊立替康+替莫唑胺、吉西他滨+多西紫杉醇等。

非特指型STS的姑息性化疗一线方案仍以蒽环类±异环磷酰胺为主，单药蒽环类药物化疗的缓解率为10%~25%，整合异环磷酰胺使缓解率提高10%的同时也明显增加毒副反应，未能带来总生存获益。二线化疗目前无公认方案，如一线化疗已用过AI方案，二线方案可参照病理类型选择，如平滑肌肉瘤可选吉西他滨整合达卡巴嗪、多西紫杉醇、曲贝替定等；脂肪肉瘤可以选择曲贝替定或艾立布林；滑膜肉瘤可以选择大剂量异环磷酰胺；未分化多形性肉瘤可以选择吉西他滨整合多西紫杉醇；血管肉瘤可选择紫杉醇等。

2 复发转移STS的外科治疗及其他治疗

STS复发，高风险进展期病灶，需要在全身治疗、稳定病灶基础上，行根治性手术。低风险病灶，可直接手术切除。手术范围包括既往手术后皮肤及软组织瘢痕。不可切除病灶，需要新辅助治疗，然后行根治性手术，仍然不可切除，需考虑截肢。对高龄或全身情况较差的复发者，考虑放疗、介入、射频、冷冻等局部姑息性治疗。

对单发转移灶，如全身治疗后可控制，应予根治性切除，否则需完整切除或尝试局部姑息治疗。对多发转移灶，全身治疗控制后，可对主要影响病灶行局部姑息性治疗，如全身治疗无法控制，仍可局部姑息性治疗明显进展病灶。

第六节 MDT to HIM 团队建立和管理实施

1 完善 STS MDT to HIM 团队诊疗规范的必要性

恶性肿瘤的多学科整合诊疗（MDT to HIM）模式

作为医院医疗体系的重要组成部分，已成为肿瘤治疗的国际标准。目前国内肿瘤的MDT to HIM模式仍处于学习和发展的起步阶段。截至目前，我国尚未有完善的软组织MDT to HIM指南，且我国各地区间医疗资源和经济条件差异较大，客观上造成STS诊疗规范化程度和规模建设滞后等不足。

MDT to HIM可通过多学科的共同参与，发挥各学科的优势，解决患者在诊断和治疗中的难题。STS诊疗中心的专业性是影响STS患者生存率的最重要因素，各个学科通过MDT to HIM制订最合理的治疗方案，动态评估STS的治疗效果，并适时调整治疗方案，改善疗效。由肉瘤MDT to HIM专家在肉瘤中心管理患者会取得更好的临床效果。

2 人员组成、科室组成和不同科室的具体要求

肉瘤MDT to HIM团队通常应由肉瘤外科和内科专家、影像科和病理科专家组成，最好有专门的肉瘤病理学家、影像科医师、临床护士、姑息治疗专家及相关支持治疗人员。

STS多学科协作组策略及学科构成如下。

MDT to HIM核心科室：骨与软组织肿瘤外科、影像科、病理科（包括分子病理检测）、肿瘤（包括儿童肿瘤）内科、放疗科。

可能需要学科：整形外科、重建外科、血管外科、介入科、胸外科、普外科、神经外科、麻醉科、康复科、心理科。

必要时邀请相关学科：如护理、营养方面的专家及社会团体等进行讨论。

MDT to HIM成员由相关科室具有丰富的临床经验、能够独立处理本学科方面相关问题、了解专业相关前沿知识的人员组成。

STS MDT to HIM应以固定时间、固定地点、固定人员的相关学科会诊模式定期进行，会诊地点配备教学演示系统。

3 MDT to HIM 的主要服务对象

MDT to HIM的主要服务对象包括难以明确诊断或病情复杂的初诊STS患者，或经过治疗后病情变化、需要更改治疗方案的STS患者均需进入MDT to HIM讨论。

下述患者应优先进入MDT to HIM讨论：规范或指南所推荐的首选治疗效果不佳或不适宜执行者；前期治疗效果不佳或不能继续者；需要多学科整合治疗者；潜在可转化手术病例的阶段性评估后；或综合其他各种原因，主管医生认为需要进行MDT to HIM讨论的患者。

4　MDT to HIM 的实施流程和运行管理

参加 MDT to HIM 的各科室指定一位临床秘书负责协调 MDT to HIM 的工作，临床秘书负责收集拟讨论患者的资料并提前发给讨论专家。

主管医生汇报患者的病史和讨论目的。

影像诊断科专家解读患者影像学资料。

病理科专家解读患者病理资料，提供相关的病理诊断、必要的分子标记。

各学科专家围绕患者的资料，确定肿瘤分期，商讨形成建议的治疗方案，并应由主管医生在病历中做好记录，并落实患者至相应专科实施治疗。最后由记录人员打印出书面会诊意见，一式三份，由主要参与科室副高级及以上人员签字后分别交患者、上报医务处和病历留存。

MDT to HIM 应由各医院医疗行政主管部门和指定的 MDT to HIM 负责人共同管理，建议列入医院医疗质量管理体系中，定期对 MDT to HIM 开展情况进行总结和改进。基层医院如因条件所限难以实施 MDT to HIM，建议通过"医联体"或"远程医疗"等方式实施。MDT to HIM 会诊制度的实施形成了 STS 多学科整合治疗体系，从而避免 STS 单一学科治疗的局限性。

MDT to HIM 的运行过程应遵从"三要三不要"

原则。

三要：要以患者为中心，要以疗效为目的，要以循证医学为依据。

三不要：不要以自己一技之长决定患者的治疗方案，不要过多地单一治疗，不要以经济利益来决定治疗方案。

通过 MDT to HIM 为软组织肿瘤患者提供多学科一站式的医疗服务，实现"以患者为中心"，提高生存率，改善生存质量。

总之，MDT to HIM 是目前国际国内普遍提倡的肿瘤诊疗模式，对疑难复杂肿瘤，尤其对 STS 等治疗效果不佳且易复发的肿瘤，MDT to HIM 治疗获益会更大。MDT to HIM 在国内不同医院的开展良莠不齐，其效果自然迥异。因此，制订 STS MDT to HIM 的模式并推广，规范国内 STS MDT to HIM 的模式，非常紧迫、也十分必要。本共识的制定基于现有的临床证据，随学科发展和临床研究深入开展，共识的内容也将与时俱进，不断完善更新。

5　MDT to HIM 的诊治原则

5.1　平等讨论，互相尊重的原则

MDT to HIM 的团队是由多个相关科室的专家组成，围绕患者共同制定合理的整合治疗策略，是目前

公认的肿瘤治疗最有效的模式。能够充分调动各科室的积极性和主观能动性，发挥每种治疗优势并有机地整合，是 MDT to HIM 的优势。因此参与 MDT to HIM 整合诊疗过程中所有科室和人员都是平等的，应互相尊重，充分发表对病人的诊治意见。整合诊治方案的制定，应由所有 MDT to HIM 专家共同讨论决定。尤其是遇到有争议或不同意见时，更需要集体讨论而非听从权威专家或行政领导的意见。

5.2　以病人为中心的原则

MDT to HIM 的最终目标是改善病人的总体疗效，因此在 MDT to HIM 诊疗过程中应时刻遵循以病人为中心的原则。一方面，是否能够给患者带来获益是选择治疗方案最重要的判断标准；另一方面，在确定治疗方案时不但要结合目前最新的循证医学证据和专家的诊疗经验，也要充分考虑病人的价值观以及治疗意愿。方案确定后要及时充分与患者及家属进行沟通，必要时根据患者的经济状况、对治疗的依从性及对治疗结果的预期进一步调整治疗方案。

5.3　遵循循证医学的原则

STS 发病部位遍及全身，病理学类型繁多，治疗方法复杂，不但包括传统的手术、化疗、放疗还可以有介入栓塞治疗、分子靶向治疗、免疫治疗等等，涉及的科室繁多。确定诊疗方案时应严格遵循循证医学的原则，优先选择有高循证级别医学证据的治疗方法。对于新技术，新方法以及新的药物，应当首先在有条件的中心开展临床研究，获得循证医学证据后再大规模推广。

5.4 结合病理分型及临床分期精准治疗的原则

STS 是一大类肿瘤，虽然发病率较低，但病理类型涉及 12 大类 50 种以上的亚型，不同类型的生物学行为和预后不同，治疗策略也不同，因此治疗前明确病理类型非常重要。同时，精确的临床分期是制定合理方案的前提，既可避免治疗不足，也可避免治疗过度。因此在进行 MDT to HIM 讨论前应尽可能取得病理诊断并进行必要的分子生物学检测及分型并由 MDT to HIM 团队确定临床分期后再进一步讨论整合诊疗方案。

5.5 肿瘤治疗与功能保全兼顾的原则

STS 多发生于四肢及腹膜后，不但会产生占位效应，同时还可能侵犯周围结构、器官导致肢体功能障碍或器官功能受损。因此治疗过程中不但要关注治疗的疗效，也要兼顾功能保全。尤其是在制定手术计划时，既要保证手术的根治性，又要尽可能保护肢体运动功能。或者通过整合治疗使肿瘤缩小降期后合理地缩小手术范围，达到保护重要脏器的目的。同时，在制定术后治疗计划时，康复治疗也应给予足够的重视。

5.6 规范化治疗与个体化治疗并重的原则

遵循循证医学的原则，采用最高级别证据的方案进行规范化治疗，能够最大限度保证患者的治疗效果。但也应认识到STS种类多样，个体差异极大，同时不同病人的价值观，对疾病治疗的目标、预期及依从性也不同，另外，由于STS病情复杂，治疗困难，很多情况缺乏高级别循证医学证据。这就要求MDT to HIM团队在规范化治疗的同时，应重视个体化治疗。充分发挥团队专家的经验，结合目前最新证据，并考虑患者自身意愿以及肿瘤具体情况，制定个体化整合治疗方案。

— 第四章 —

康复及随访

康复锻炼有助于STS患者达到并维持理想的功能状态，在诊断STS后应尽快进行康复前评估（prerehabilitation），包括对STS病情、并发症、基础机体功能等的评估。早期功能锻炼的开展主要取决于手术类型及对于负重、关节活动度的限制，皮肤移植和肌皮瓣的闭合也可能限制肢体活动。疼痛控制、伤口管理，以及并发症等也对功能锻炼有明显影响；化疗及放疗也会延缓功能康复。康复锻炼过程中主要通过MSTS（The Musculoskeletal Tumor Society Rating Scale）及TESS（the Toronto Extremity Salvage Score）来评定STS患者的功能结果。STS患者的功能通常在术后4~12个月稳定，逐步回归日常生活及工作有助于提高康复锻炼质量。

STS术后需要长期随访监测复发与转移。治疗结束后即应开始随访。术后半年内主要面临的是外科问题，例如伤口不愈合、感染等。术后2年内是STS局部复发的高峰时间，高危患者通常在2~3年内复发，而低危患者可能复发较晚。最常见转移部位为肺和淋巴系统，每次复查应注意胸部CT和区域淋巴结B超检查。中/高级别STS患者接受手术治疗后的2~3年中，每3~4个月随访一次，然后每半年1次直到5年，此后每年一次；低级别STS患者在术后前3~5年中，每隔4~6个月随访，然后每年一次。每次随访的内容包括：全面体检、B超、MR或局部增强CT、骨扫描、胸部影像学检查（胸部CT）、功能评分。其中全面体检、局部B超，以及胸部影像学检查是每次随访均应包括的检查项目。如怀疑有复发可能，需行局部增强MRI和或CT检查；有骨累及的STS患者，全身骨扫描在术后5年内每6个月检查一次，术后5年以后每年检查一次。

参考文献

[1] GELDERBLOM H, HOGENDOORN P C, DIJKSTRA S D, et al. The clinical approach towards chondrosarcoma [J]. Oncologist, 2008, 13 (3): 320-9.

[2] RIEDEL R F, LARRIER N, DODD L, et al. The clinical management of chondrosarcoma [J]. Curr Treat Options Oncol, 2009, 10 (1-2): 94-106.

[3] THE WHO CLASSIFICATION OF TUMOURS EDITORIAL BOARD. WHO Classifcation of Soft Tissue and Bone Tumours, 5th Edition [J]. Lyon (France): IARC, 2020.

[4] VERDEGAAL S H, BOVEE J V, PANSURIYA T C, et al. Incidence, predictive factors, and prognosis of chondrosarcoma in patients with Ollier disease and Maffucci syndrome: an international multicenter study of 161 patients [J]. Oncologist, 2011, 16 (12): 1771-9.

[5] AHMED A R, TAN T S, UNNI K K, et al. Secondary chondrosarcoma in osteochondroma: report of 107 patients [J]. Clin Orthop Relat Res, 2003, 411: 193-206.

[6] AMARY M F, BACSI K, MAGGIANI F, et al. IDH1 and IDH2 mutations are frequent events in central chondrosarcoma and central and periosteal chondromas but not in other mesenchymal tumours [J]. The Journal of pathology, 2011, 224 (3): 334-43.

[7] AMARY M F, DAMATO S, HALAI D, et al. Ollier disease and Maffucci syndrome are caused by somatic mosaic mutations of IDH1 and IDH2 [J]. Nature genetics, 2011, 43 (12): 1262-5.

[8] PANSURIYA T C, VAN EIJK R, D'ADAMO P, et al. Somatic mosaic IDH1 and IDH2 mutations are associated with enchondro-

ma and spindle cell hemangioma in Ollier disease and Maffucci syndrome [J]. Nature genetics, 2011, 43 (12): 1256-61.

[9] MEIJER D, DE JONG D, PANSURIYA T C, et al. Genetic characterization of mesenchymal, clear cell, and dedifferentiated chondrosarcoma [J]. Genes Chromosomes Cancer, 2012, 51 (10): 899-909.

[10] KILPATRICK S E, INWARDS C Y, FLETCHER C D, et al. Myxoid chondrosarcoma (chordoid sarcoma) of bone: a report of two cases and review of the literature [J]. Cancer, 1997, 79 (10): 1903-10.

[11] ANTONESCU C R, ARGANI P, ERLANDSON R A, et al. Skeletal and extraskeletal myxoid chondrosarcoma: a comparative clinicopathologic, ultrastructural, and molecular study [J]. Cancer, 1998, 83 (8): 1504-21.

[12] BRUNS J, ELBRACHT M, NIGGEMEYER O. Chondrosarcoma of bone: an oncological and functional follow-up study [J]. Ann Oncol, 2001, 12 (6): 859-64.

[13] BERGH P, GUNTERBERG B, MEIS-KINDBLOM J M, et al. Prognostic factors and outcome of pelvic, sacral, and spinal chondrosarcomas: a center-based study of 69 cases [J]. Cancer, 2001, 91 (7): 1201-12.

[14] ENNEKING W F, DUNHAM W K. Resection and reconstruction for primary neoplasms involving the innominate bone [J]. J Bone Joint Surg Am, 1978, 60 (6): 731-46.

[15] NORMAN A, SISSONS H A. Radiographic hallmarks of peripheral chondrosarcoma [J]. Radiology, 1984, 151 (3): 589-96.

[16] KUMAR J, SEITH A, KUMAR A, et al. Whole-body MR imaging with the use of parallel imaging for detection of skeletal metastases in pediatric patients with small-cell neoplasms: comparison with skeletal scintigraphy and FDG PET/CT [J]. Pe-

软
组
织
肉
瘤

参考文献

diatric radiology, 2008, 38 (9): 953-62.

[17] DALDRUP-LINK H E, FRANZIUS C, LINK T M, et al. Whole-body MR imaging for detection of bone metastases in children and young adults: comparison with skeletal scintigraphy and FDG PET [J]. AJR Am J Roentgenol, 2001, 177 (1): 229-36.

[18] SCHUETZE S M. Utility of positron emission tomography in sarcomas [J]. Curr Opin Oncol, 2006, 18 (4): 369-73.

[19] VOLKER T, DENECKE T, STEFFEN I, et al. Positron emission tomography for staging of pediatric sarcoma patients: results of a prospective multicenter trial [J]. Journal of clinical oncology: official journal of the American Society of Clinical Oncology, 2007, 25 (34): 5435-41.

[20] LIU P T, VALADEZ S D, CHIVERS F S, et al. Anatomically based guidelines for core needle biopsy of bone tumors: implications for limb-sparing surgery [J]. Radiographics, 2007, 27 (1): 189-205; discussion 6.

[21] HUANG A J, KATTAPURAM S V. Musculoskeletal neoplasms: biopsy and intervention [J]. Radiol Clin North Am, 2011, 49 (6): 1287-305, vii.

[22] ASHFORD R U, MCCARTHY S W, SCOLYER R A, et al. Surgical biopsy with intra-operative frozen section. An accurate and cost-effective method for diagnosis of musculoskeletal sarcomas [J]. The Journal of bone and joint surgery British volume, 2006, 88 (9): 1207-11.

[23] SKRZYNSKI M C, BIERMANN J S, MONTAG A, et al. Diagnostic accuracy and charge-savings of outpatient core needle biopsy compared with open biopsy of musculoskeletal tumors [J]. J Bone Joint Surg Am, 1996, 78 (5): 644-9.

[24] WELKER J A, HENSHAW R M, JELINEK J, et al. The percutaneous needle biopsy is safe and recommended in the diagno-

sis of musculoskeletal masses [J]. Cancer, 2000, 89 (12):
2677-86.

[25] MITSUYOSHI G, NAITO N, KAWAI A, et al. Accurate diag-
nosis of musculoskeletal lesions by core needle biopsy [J]. J
Surg Oncol, 2006, 94 (1): 21-7.

[26] ADAMS S C, POTTER B K, PITCHER D J, et al. Office-
based core needle biopsy of bone and soft tissue malignancies:
an accurate alternative to open biopsy with infrequent complica-
tions [J]. Clin Orthop Relat Res, 2010, 468 (10): 2774-80.

[27] DAVIES N M, LIVESLEY P J, CANNON S R. Recurrence of
an osteosarcoma in a needle biopsy track [J]. The Journal of
bone and joint surgery British volume, 1993, 75 (6): 977-
8.

[28] SAGHIEH S, MASROUHA K Z, MUSALLAM K M, et al.
The risk of local recurrence along the core-needle biopsy tract
in patients with bone sarcomas [J]. Iowa Orthop J, 2010, 30:
80-3.

[29] BOVÉE, J. Bone Tumor Pathology, An Issue of Surgical Pa-
thology Clinics, Volume 10-3, 1st Edition [J]. Elsevier,
2017.

[30] UNNI K K, INWARD C Y. Dahlin's Bone Tumor. 6th Edi-
tion. [J]. Philadelphia (USA): Wolters Kluwer, 2010.

[31] ANDERSON W J, JO V Y. Diagnostic Immunohistochemistry
of Soft Tissue and Bone Tumors: An Update on Biomarkers
That Correlate with Molecular Alterations [J]. Diagnostics (Ba-
sel, Switzerland), 2021, 11 (4): 690.

[32] BAUMHOER D, AMARY F, FLANAGAN A M. An update of
molecular pathology of bone tumors. Lessons learned from inves-
tigating samples by next generation sequencing [J]. Genes Chro-
mosomes Cancer, 2019, 58 (2): 88-99.

[33] JEONG W, KIM H J. Biomarkers of chondrosarcoma [J]. J Clin

Pathol, 2018, 71 (7): 579–83.

[34] LI L, HU X, EID J E, et al. Mutant IDH1 Depletion Down-regulates Integrins and Impairs Chondrosarcoma Growth [J]. Cancers (Basel), 2020, 12 (1): 141.

[35] SYED M, MUSHTAQ S, LOYA A, et al. NKX3.1 a useful marker for mesenchymal chondrosarcoma: An immunohisto-chemical study [J]. Ann Diagn Pathol, 2021, 50 (151660.

[36] TALLEGAS M, MIQUELESTORENA-STANDLEY É, LA-BIT-BOUVIER C, et al. IDH mutation status in a series of 88 head and neck chondrosarcomas: different profile between tu-mors of the skull base and tumors involving the facial skeleton and the laryngotracheal tract [J]. Human pathology, 2019, 84: 183–91.

[37] MOHAMMAD N, WONG D, LUM A, et al. Characterisation of isocitrate dehydrogenase 1/isocitrate dehydrogenase 2 gene mutation and the d-2-hydroxyglutarate oncometabolite level in dedifferentiated chondrosarcoma [J]. Histopathology, 2020, 76 (5): 722–30.

[38] FIORENZA F, ABUDU A, GRIMER R J, et al. Risk factors for survival and local control in chondrosarcoma of bone [J]. The Journal of bone and joint surgery British volume, 2002, 84 (1): 93–9.

[39] SHETH D S, YASKO A W, JOHNSON M E, et al. Chondro-sarcoma of the pelvis. Prognostic factors for 67 patients treated with definitive surgery [J]. Cancer, 1996, 78 (4): 745–50.

[40] PRING M E, WEBER K L, UNNI K K, et al. Chondrosarco-ma of the pelvis. A review of sixty-four cases [J]. J Bone Joint Surg Am, 2001, 83 (11): 1630–42.

[41] ANDREOU D, RUPPIN S, FEHLBERG S, et al. Survival and prognostic factors in chondrosarcoma: results in 115 pa-tients with long-term follow-up [J]. Acta Orthop, 2011, 82

(6): 749-55.

[42] FUNOVICS P T, PANOTOPOULOS J, SABETI-ASCHRAF M, et al. Low-grade chondrosarcoma of bone: experiences from the Vienna Bone and Soft Tissue Tumour Registry [J]. Int Orthop, 2011, 35 (7): 1049-56.

[43] VETH R, SCHREUDER B, VAN BEEM H, et al. Cryosurgery in aggressive, benign, and low-grade malignant bone tumours [J]. Lancet Oncol, 2005, 6 (1): 25-34.

[44] AHLMANN E R, MENENDEZ L R, FEDENKO A N, et al. Influence of cryosurgery on treatment outcome of low-grade chondrosarcoma [J]. Clin Orthop Relat Res, 2006, 451: 201-7.

[45] MOHLER D G, CHIU R, MCCALL D A, et al. Curettage and cryosurgery for low-grade cartilage tumors is associated with low recurrence and high function [J]. Clin Orthop Relat Res, 2010, 468 (10): 2765-73.

[46] LEERAPUN T, HUGATE R R, INWARDS C Y, et al. Surgical management of conventional grade I chondrosarcoma of long bones [J]. Clin Orthop Relat Res, 2007, 463: 166-72.

[47] DONATI D, COLANGELI S, COLANGELI M, et al. Surgical treatment of grade I central chondrosarcoma [J]. Clin Orthop Relat Res, 2010, 468 (2): 581-9.

[48] HICKEY M, FARROKHYAR F, DEHESHI B, et al. A systematic review and meta-analysis of intralesional versus wide resection for intramedullary grade I chondrosarcoma of the extremities [J]. Ann Surg Oncol, 2011, 18 (6): 1705-9.

[49] GODA J S, FERGUSON P C, O'SULLIVAN B, et al. High-risk extracranial chondrosarcoma: long-term results of surgery and radiation therapy [J]. Cancer, 2011, 117 (11): 2513-9.

[50] KAWAGUCHI S, WEISS I, LIN P P, et al. Radiation therapy is associated with fewer recurrences in mesenchymal chon-

drosarcoma [J]. Clin Orthop Relat Res, 2014, 472 (3): 856–64.

[51] HUG E B, LOREDO L N, SLATER J D, et al. Proton radiation therapy for chordomas and chondrosarcomas of the skull base [J]. J Neurosurg, 1999, 91 (3): 432–9.

[52] MUNZENRIDER J E, LIEBSCH N J. Proton therapy for tumors of the skull base [J]. Strahlenther Onkol, 1999, 175 Suppl 2: 57–63.

[53] NOËL G, FEUVRET L, FERRAND R, et al. Radiotherapeutic factors in the management of cervical–basal chordomas and chondrosarcomas [J]. Neurosurgery, 2004, 55 (6): 1252–60; discussion 60–2.

[54] NOEL G, HABRAND J L, MAMMAR H, et al. Combination of photon and proton radiation therapy for chordomas and chondrosarcomas of the skull base: the Centre de Protontherapie D'Orsay experience [J]. Int J Radiat Oncol Biol Phys, 2001, 51 (2): 392–8.

[55] ARES C, HUG E B, LOMAX A J, et al. Effectiveness and safety of spot scanning proton radiation therapy for chordomas and chondrosarcomas of the skull base: first long–term report [J]. Int J Radiat Oncol Biol Phys, 2009, 75 (4): 1111–8.

[56] SCHULZ–ERTNER D, NIKOGHOSYAN A, HOF H, et al. Carbon ion radiotherapy of skull base chondrosarcomas [J]. Int J Radiat Oncol Biol Phys, 2007, 67 (1): 171–7.

[57] SCHULZ–ERTNER D, NIKOGHOSYAN A, THILMANN C, et al. Results of carbon ion radiotherapy in 152 patients [J]. Int J Radiat Oncol Biol Phys, 2004, 58 (2): 631–40.

[58] UHL M, MATTKE M, WELZEL T, et al. High control rate in patients with chondrosarcoma of the skull base after carbon ion therapy: first report of long–term results [J]. Cancer, 2014, 120 (10): 1579–85.

[59] AMICHETTI M, AMELIO D, CIANCHETTI M, et al. A systematic review of proton therapy in the treatment of chondrosarcoma of the skull base [J]. Neurosurg Rev, 2010, 33 (2): 155-65.

[60] ROSENBERG A E, NIELSEN G P, KEEL S B, et al. Chondrosarcoma of the base of the skull: a clinicopathologic study of 200 cases with emphasis on its distinction from chordoma [J]. Am J Surg Pathol, 1999, 23 (11): 1370-8.

[61] MITCHELL A D, AYOUB K, MANGHAM D C, et al. Experience in the treatment of dedifferentiated chondrosarcoma [J]. The Journal of bone and joint surgery British volume, 2000, 82 (1): 55-61.

[62] DICKEY I D, ROSE P S, FUCHS B, et al. Dedifferentiated chondrosarcoma: the role of chemotherapy with updated outcomes [J]. J Bone Joint Surg Am, 2004, 86 (11): 2412-8.

[63] GRIMER R J, GOSHEGER G, TAMINIAU A, et al. Dedifferentiated chondrosarcoma: prognostic factors and outcome from a European group [J]. Eur J Cancer, 2007, 43 (14): 2060-5.

[64] STAALS E L, BACCHINI P, BERTONI F. Dedifferentiated central chondrosarcoma [J]. Cancer, 2006, 106 (12): 2682-91.

[65] CESARI M, BERTONI F, BACCHINI P, et al. Mesenchymal chondrosarcoma. An analysis of patients treated at a single institution [J]. Tumori, 2007, 93 (5): 423-7.

[66] DANTONELLO T M, INT-VEEN C, LEUSCHNER I, et al. Mesenchymal chondrosarcoma of soft tissues and bone in children, adolescents, and young adults: experiences of the CWS and COSS study groups [J]. Cancer, 2008, 112 (11): 2424-31.

[67] ITALIANO A, MIR O, CIOFFI A, et al. Advanced chondro-

软组织肉瘤

参考文献

sarcomas: role of chemotherapy and survival [J]. Ann Oncol, 2013, 24 (11): 2916-22.

[68] BERNSTEIN-MOLHO R, KOLLENDER Y, ISSAKOV J, et al. Clinical activity of mTOR inhibition in combination with cyclophosphamide in the treatment of recurrent unresectable chondrosarcomas [J]. Cancer Chemother Pharmacol, 2012, 70 (6): 855-60.

[69] MARCO R A, GITELIS S, BREBACH G T, et al. Cartilage tumors: evaluation and treatment [J]. J Am Acad Orthop Surg, 2000, 8 (5): 292-304.

[70] MAVROGENIS A F, ANGELINI A, DRAGO G, et al. Survival analysis of patients with chondrosarcomas of the pelvis [J]. J Surg Oncol, 2013, 108 (1): 19-27.

[71] MOCHIZUKI K, YAMAGUCHI H, UMEDA T. The management of pelvic chondrosarcoma in Japan. Japanese Musculo-Skeletal Oncology Group [J]. Int Orthop, 2000, 24 (2): 65-70.

[72] OZAKI T, HILLMANN A, LINDNER N, et al. Chondrosarcoma of the pelvis [J]. Clin Orthop Relat Res, 1997, 337): 226-39.

[73] BJORNSSON J, MCLEOD R A, UNNI K K, et al. Primary chondrosarcoma of long bones and limb girdles [J]. Cancer, 1998, 83 (10): 2105-19.

[74] SÖDERSTRÖM M, EKFORS T O, BÖHLING T O, et al. No improvement in the overall survival of 194 patients with chondrosarcoma in Finland in 1971-1990 [J]. Acta orthopaedica Scandinavica, 2003, 74 (3): 344-50.

[75] BALL A B, BARR L, WESTBURY G. Chondrosarcoma of the pelvis: the role of palliative debulking surgery [J]. Eur J Surg Oncol, 1991, 17 (2): 135-8.

[76] GITELIS S, BERTONI F, PICCI P, et al. Chondrosarcoma of

bone. The experience at the Istituto Ortopedico Rizzoli [J]. J Bone Joint Surg Am, 1981, 63 (8): 1248-57.

[77] GUO W, LI D, TANG X, et al. Surgical treatment of pelvic chondrosarcoma involving periacetabulum [J]. J Surg Oncol, 2010, 101 (2): 160-5.

[78] HEALEY J H, LANE J M. Chondrosarcoma [J]. Clin Orthop Relat Res, 1986, 204): 119-29.

[79] KAWAI A, HEALEY J H, BOLAND P J, et al. Prognostic factors for patients with sarcomas of the pelvic bones [J]. Cancer, 1998, 82 (5): 851-9.

[80] LEE F Y, MANKIN H J, FONDREN G, et al. Chondrosarcoma of bone: an assessment of outcome [J]. J Bone Joint Surg Am, 1999, 81 (3): 326-38.

[81] MARCOVE R C. Chodrosarcoma: diagnosis and treatment [J]. Orthop Clin North Am, 1977, 8 (4): 811-20.

[82] SHIN K H, ROUGRAFF B T, SIMON M A. Oncologic outcomes of primary bone sarcomas of the pelvis [J]. Clin Orthop Relat Res, 1994, 304): 207-17.

[83] WEBER K L, PRING M E, SIM F H. Treatment and outcome of recurrent pelvic chondrosarcoma [J]. Clin Orthop Relat Res, 2002, 397): 19-28.

[84] NORMAND A N, CANNON C P, LEWIS V O, et al. Curettage of biopsy-diagnosed grade 1 periacetabular chondrosarcoma [J]. Clin Orthop Relat Res, 2007, 459: 146-9.

[85] OZAKI T, LINDNER N, HILLMANN A, et al. Influence of intralesional surgery on treatment outcome of chondrosarcoma [J]. Cancer, 1996, 77 (7): 1292-7.

[86] ZANG J, GUO W, YANG Y, et al. Reconstruction of the hemipelvis with a modular prosthesis after resection of a primary malignant peri -acetabular tumour involving the sacroiliac joint [J]. Bone Joint J, 2014, 96-B (3): 399-405.

软组织肉瘤

参考文献

[87] HSIEH P C，XU R，SCIUBBA D M，et al. Long-term clinical outcomes following en bloc resections for sacral chordomas and chondrosarcomas：a series of twenty consecutive patients [J]. Spine（Phila Pa 1976），2009，34（20）：2233-9.

[88] PURI A，AGARWAL M G，SHAH M，et al. Decision making in primary sacral tumors [J]. Spine J，2009，9（5）：396-403.

[89] 尉然，郭卫，杨荣利.整块切除与分块切除治疗骶骨软骨肉瘤的预后分析 [J]. 中国脊柱脊髓杂志，2014，24（11）：979-83.

[90] LI D，GUO W，TANG X，et al. Surgical classification of different types of en bloc resection for primary malignant sacral tumors [J]. Eur Spine J，2011，20（12）：2275-81.

[91] DONATI D，EL GHONEIMY A，BERTONI F，et al. Surgical treatment and outcome of conventional pelvic chondrosarcoma [J]. The Journal of bone and joint surgery British volume，2005，87（11）：1527-30.

[92] EVANS H L，AYALA A G，ROMSDAHL M M. Prognostic factors in chondrosarcoma of bone：a clinicopathologic analysis with emphasis on histologic grading [J]. Cancer，1977，40（2）：818-31.

[93] HENDERSON E D，DAHLIN D C. Chondrosarcoma of Bone--a Study of Two Hundred and Eighty-Eight Cases [J]. J Bone Joint Surg Am，1963，45：1450-8.

[94] DELOIN X，DUMAINE V，BIAU D，et al. Pelvic chondrosarcomas：surgical treatment options [J]. Orthop Traumatol Surg Res，2009，95（6）：393-401.

[95] SPRINGFIELD D S，GEBHARDT M C，MCGUIRE M H. Chondrosarcoma：a review [J]. Instr Course Lect，1996，45：417-24.

[96] MARCOVE R C，MIKE V，HUTTER R V，et al. Chondrosarcoma of the pelvis and upper end of the femur. An analysis of

factors influencing survival time in one hundred and thirteen cases [J]. J Bone Joint Surg Am, 1972, 54 (3): 561-72.

[97] CHO H S, OH J H, HAN I, et al. The outcomes of navigation-assisted bone tumour surgery: minimum three-year follow-up [J]. The Journal of bone and joint surgery British volume, 2012, 94 (10): 1414-20.

[98] JEYS L, MATHARU G S, NANDRA R S, et al. Can computer navigation-assisted surgery reduce the risk of an intralesional margin and reduce the rate of local recurrence in patients with a tumour of the pelvis or sacrum? [J]. Bone Joint J, 2013, 95-b (10): 1417-24.

[99] KRETTEK C, GEERLING J, BASTIAN L, et al. Computer aided tumor resection in the pelvis [J]. Injury, 2004, 35 Suppl 1: S-A79-83.

[100] HOFFMANN C, GOSHEGER G, GEBERT C, et al. Functional results and quality of life after treatment of pelvic sarcomas involving the acetabulum [J]. J Bone Joint Surg Am, 2006, 88 (3): 575-82.

[101] HUGATE R, JR., SIM F H. Pelvic reconstruction techniques [J]. Orthop Clin North Am, 2006, 37 (1): 85-97.

[102] O'CONNOR M I, SIM F H. Salvage of the limb in the treatment of malignant pelvic tumors [J]. J Bone Joint Surg Am, 1989, 71 (4): 481-94.

[103] ABOULAFIA A J, BUCH R, MATHEWS J, et al. Reconstruction using the saddle prosthesis following excision of primary and metastatic periacetabular tumors [J]. Clin Orthop Relat Res, 1995, 314): 203-13.

[104] BELL R S, DAVIS A M, WUNDER J S, et al. Allograft reconstruction of the acetabulum after resection of stage-IIB sarcoma. Intermediate-term results [J]. J Bone Joint Surg Am, 1997, 79 (11): 1663-74.

软组织肉瘤

参考文献

[105] FRASSICA F J, CHAO E Y, SIM F H. Special problems in limb-salvage surgery [J]. Semin Surg Oncol, 1997, 13 (1): 55-63.

[106] HARRINGTON K D. The use of hemipelvic allografts or auto-claved grafts for reconstruction after wide resections of malignant tumors of the pelvis [J]. J Bone Joint Surg Am, 1992, 74 (3): 331-41.

[107] MARCO R A, SHETH D S, BOLAND P J, et al. Functional and oncological outcome of acetabular reconstruction for the treatment of metastatic disease [J]. J Bone Joint Surg Am, 2000, 82 (5): 642-51.

[108] GUO W, LI D, TANG X, et al. Reconstruction with modular hemipelvic prostheses for periacetabular tumor [J]. Clin Orthop Relat Res, 2007, 461: 180-8.

[109] JI T, GUO W, YANG R L, et al. Modular hemipelvic endoprosthesis reconstruction --experience in 100 patients with mid-term follow-up results [J]. Eur J Surg Oncol, 2013, 39 (1): 53-60.

[110] FISHER N E, PATTON J T, GRIMER R J, et al. Ice-cream cone reconstruction of the pelvis: a new type of pelvic replacement: early results [J]. The Journal of bone and joint surgery British volume, 2011, 93 (5): 684-8.

[111] GILLIS C C, STREET J T, BOYD M C, et al. Pelvic reconstruction after subtotal sacrectomy for sacral chondrosarcoma using cadaveric and vascularized fibula autograft: Technical note [J]. Journal of neurosurgery Spine, 2014, 21 (4): 623-7.

[112] WAFA H, GRIMER R J, JEYS L, et al. The use of extracorporeally irradiated autografts in pelvic reconstruction following tumour resection [J]. Bone Joint J, 2014, 96-b (10): 1404-10.

[113] YANG Y, GUO W, YANG R, et al. [Reimplantation of devitalized tumor-bearing bone in pelvic reconstruction after en-bloc tumor resection] [J]. Zhonghua Wai Ke Za Zhi, 2014, 52 (10): 754-9.

[114] CLOYD J M, ACOSTA F L, JR., POLLEY M Y, et al. En bloc resection for primary and metastatic tumors of the spine: a systematic review of the literature [J]. Neurosurgery, 2010, 67 (2): 435-44; discussion 44-5.

[115] MUKHERJEE D, CHAICHANA K L, PARKER S L, et al. Association of surgical resection and survival in patients with malignant primary osseous spinal neoplasms from the Surveillance, Epidemiology, and End Results (SEER) database [J]. Eur Spine J, 2013, 22 (6): 1375-82.

[116] HASEGAWA K, HOMMA T, HIRANO T, et al. Margin-free spondylectomy for extended malignant spine tumors: surgical technique and outcome of 13 cases [J]. Spine (Phila Pa 1976), 2007, 32 (1): 142-8.

[117] MARTIN N S, WILLIAMSON J. The role of surgery in the treatment of malignant tumours of the spine [J]. The Journal of bone and joint surgery British volume, 1970, 52 (2): 227-37.

[118] WINDHAGER R, WELKERLING H, KASTNER N, et al. [Surgical therapy of pelvis and spine in primary malignant bone tumors] [J]. Orthopade, 2003, 32 (11): 971-82.

[119] MARULLI G, DURANTI L, CARDILLO G, et al. Primary chest wall chondrosarcomas: results of surgical resection and analysis of prognostic factors [J]. Eur J Cardiothorac Surg, 2014, 45 (6): e194-201.

[120] BORIANI S, DE IURE F, BANDIERA S, et al. Chondrosarcoma of the mobile spine: report on 22 cases [J]. Spine (Phila Pa 1976), 2000, 25 (7): 804-12.

软组织肉瘤

参考文献

[121] YIN H, ZHOU W, YU H, et al. Clinical characteristics and treatment options for two types of osteoblastoma in the mobile spine: a retrospective study of 32 cases and outcomes [J]. Eur Spine J, 2014, 23 (2): 411-6.

[122] KREPLER P, WINDHAGER R, BRETSCHNEIDER W, et al. Total vertebrectomy for primary malignant tumours of the spine [J]. The Journal of bone and joint surgery British volume, 2002, 84 (5): 712-5.

[123] CHEN B, YANG Y, CHEN L, et al. Unilateral lateral mass fixation of cervical spinal low-grade chondrosarcoma with intralesional resection: A case report [J]. Oncol Lett, 2014, 7 (5): 1515-8.

[124] MAYORGA-BUIZA M J, ALCÁNTARA R, ALMARCHA J M. Tracheal stent-implanted patients who underwent nonrelated cervical surgery: endoprosthesis management when removed it is possible [J]. Journal of neurosurgical anesthesiology, 2011, 23 (1): 62-3.

[125] OHUE S, SAKAKI S, KOHNO K, et al. Primary spinal chondrosarcoma localized in the cervical spinal canal and intervertebral foramen--case report [J]. Neurol Med Chir (Tokyo), 1995, 35 (1): 36-9.

[126] O'TOOLE J E, CONNOLLY E S, JR., KHANDJI A G, et al. Clinicopathological review: cord compression secondary to a lesion of the cervical spine in an 11-year-old girl [J]. Neurosurgery, 2004, 54 (4): 934-7; discussion 8.

[127] GIETZEN L, POKORSKI P. Chondrosarcoma of the cervical spine [J]. JAAPA, 2017, 30 (12): 23-5.

[128] SIMSEK S, BELEN D, YIGITKANLI K, et al. Circumferential total resection of cervical tumors: report of two consecutive cases and technical note [J]. Turk Neurosurg, 2009, 19 (2): 153-8.

[129] DRUSCHEL C，DISCH A C，MELCHER I，et al. Surgical management of recurrent thoracolumbar spinal sarcoma with 4-level total en bloc spondylectomy：description of technique and report of two cases [J]. Eur Spine J，2012，21（1）：1-9.

[130] LI Y H，YAO X H. Primary intradural mesenchymal chondrosarcoma of the spine in a child [J]. Pediatric radiology，2007，37（11）：1155-8.

[131] NOIRHOMME P，D'UDEKEM Y，MUNTING E，et al. Resection of a chest chondrosarcoma invading the spine and the aorta [J]. Ann Thorac Surg，1998，65（2）：534-5.

[132] VERTZYAS N，CUMMINE J，BIANKIN S，et al. Chondrosarcoma of the thoracic spine in an 8-year-old child with 12 years follow-up：A case report [J]. J Orthop Surg（Hong Kong），2000，8（1）：89-92.

[133] GOSLING T，PICHLMAIER M A，LANGER F，et al. Two-stage multilevel en bloc spondylectomy with resection and replacement of the aorta [J]. Eur Spine J，2013，22（Suppl 3）：S363-8.

[134] HU Y，XIA Q，JI J，et al. One-stage combined posterior and anterior approaches for excising thoracolumbar and lumbar tumors：surgical and oncological outcomes [J]. Spine（Phila Pa 1976），2010，35（5）：590-5.

[135] ALPANTAKI K，DATSIS G，ZORAS O，et al. The value of cryosurgery in treating a case of thoracic chondrosarcoma [J]. Case Rep Med，2011，2011：2432-43.

[136] MATSUDA Y，SAKAYAMA K，SUGAWARA Y，et al. Mesenchymal chondrosarcoma treated with total en bloc spondylectomy for 2 consecutive lumbar vertebrae resulted in continuous disease-free survival for more than 5 years：case report [J]. Spine（Phila Pa 1976），2006，31（8）：E231-6.

[137] OZAKI T，HILLMANN A，BLASIUS T S，et al. Skeletal me-

tastases of intermediate grade chondrosarcoma without pulmonary involvement. A case report [J]. Int Orthop, 1998, 22 (2): 131-3.

[138] KAWAHARA N, TOMITA K, MURAKAMI H, et al. Total excision of a recurrent chondrosarcoma of the thoracic spine: a case report of a seven-year-old boy with fifteen years follow-up [J]. Spine (Phila Pa 1976), 2010, 35 (11): E481-7.

[139] LEWANDROWSKI K U, HECHT A C, DELANEY T F, et al. Anterior spinal arthrodesis with structural cortical allografts and instrumentation for spine tumor surgery [J]. Spine (Phila Pa 1976), 2004, 29 (10): 1150-8; discussion 9.

[140] CHANG D W, FRIEL M T, YOUSSEF A A. Reconstructive strategies in soft tissue reconstruction after resection of spinal neoplasms [J]. Spine (Phila Pa 1976), 2007, 32 (10): 1101-6.

[141] MAZEL C, HOFFMANN E, ANTONIETTI P, et al. Posterior cervicothoracic instrumentation in spine tumors [J]. Spine (Phila Pa 1976), 2004, 29 (11): 1246-53.

[142] RAWLINS J M, BATCHELOR A G, LIDDINGTON M I, et al. Tumor excision and reconstruction of the upper cervical spine: a multidisciplinary approach [J]. Plast Reconstr Surg, 2004, 114 (6): 1534-8.

[143] SANERKIN N G. The diagnosis and grading of chondrosarcoma of bone: a combined cytologic and histologic approach [J]. Cancer, 1980, 45 (3): 582-94.

[144] GIUFFRIDA A Y, BURGUENO J E, KONIARIS L G, et al. Chondrosarcoma in the United States (1973 to 2003): an analysis of 2890 cases from the SEER database [J]. J Bone Joint Surg Am, 2009, 91 (5): 1063-72.

[145] STROTMAN P K, REIF T J, KLIETHERMES S A, et al. Dedifferentiated chondrosarcoma: A survival analysis of 159

cases from the SEER database（2001-2011）[J]. J Surg Oncol，2017，116（2）：252-7.

[146] XU J，LI D，XIE L，et al. Mesenchymal chondrosarcoma of bone and soft tissue：a systematic review of 107 patients in the past 20 years [J]. PLoS One，2015，10（4）：e0122216.

[147] 樊代明. 整合肿瘤学·基础卷 [M]. 西安：世界图书出版西安有限公司，2021.

[148] 樊代明. 整合肿瘤学·临床卷 [M]. 北京：科学出版社，2021.

软组织肉瘤

参考文献